Yoga per una migliore salute della vista

Migliora la tua vista con la pratica dello yoga

Di

ASHIA Gill

Sommario

Riepilogo

La stanchezza oculare non colpisce solo gli occhi,
ma anche il collo e la parte posteriore della testa.
Il mio corpo e i miei occhi sono stressati da molto
tempo perché non so come farli riposare
adeguatamente. Devi lasciare che il tuo corpo e i
tuoi occhi si rilassino, darti il tempo di essere
confuso e darti il tempo di muoverti. I problemi
agli occhi sono spesso causati da cose che le
persone fanno ogni giorno.

Cos'è lo Yoga dell'Occhio

Poiché le persone trascorrono così tanto tempo davanti agli schermi di telefoni, TV, tablet e computer, i loro occhi sono sottoposti ogni giorno a un forte stress. Ciò fa sì che il cristallino, i muscoli e i recettori oculari lavorino più del dovuto, stancandoli e causando problemi più o meno gravi. Per cercare di sbarazzarsene potrebbe essere utile l'Eye Yoga. È un modo per rilassarsi che utilizza movimenti specifici per rafforzare i muscoli, darti un sollievo immediato e darti altri benefici.

Si può fare anche ginnastica facciale per mantenere sani gli occhi e la zona circostante ed evitare le zampe di gallina.

Come funziona

A seconda dell'esercizio, il metodo prevede solitamente di guardare qualcosa da vicino o da lontano per alcuni secondi e poi spostare gli occhi in un certo modo verso sinistra, destra, in alto o in basso.

Qual è la connessione mente-corpo

La relazione mente-corpo è il collegamento tra il modo in cui una persona pensa, sente e agisce e quanto è sano il suo corpo.

Gli scienziati sanno da molto tempo che i nostri sentimenti possono cambiare il modo in cui funziona il nostro corpo, ma solo ora stiamo iniziando a capire come le emozioni influenzano la nostra salute e quanto tempo viviamo.

La medicina olistica è un tipo di assistenza sanitaria che cerca di aiutare la persona nella sua interezza, non solo i suoi sintomi. Una parte importante della medicina olistica è la connessione mente-corpo. Ora più che mai, i medici sanno quanto sia importante curare la persona nella sua interezza, compresa la mente, il corpo e lo spirito.

Come lo yoga e la meditazione fanno bene al corpo e al cervello

Come lo yoga e la meditazione fanno bene al corpo e al cervello

Mente, corpo e spirito sono tutti collegati e lo yoga e la meditazione ci aiutano a saperne di più. Gli studi hanno dimostrato che il nervo vago è coinvolto nella reazione di rilassamento, chiamata anche sistema di "riposo e digestione". Quindi, lo yoga sposta il sistema nervoso dalla risposta "lotta, fuga o congelamento" legata allo stress e nella risposta "riposa e digerisci", che migliora la salute mentale.

Inoltre, lo yoga aumenta la quantità di GABA nel cervello, una sostanza chimica che aiuta a calmare la mente. In uno studio di 12 settimane, le persone hanno camminato per un'ora tre volte a settimana o hanno fatto yoga. I livelli di GABA del gruppo di yoga sono aumentati di più, il loro umore è migliorato di più e gli effetti fisici dell'ansia sono diminuiti di più.

Il legame tra occhi e cervello

La connessione tra gli occhi e la mente è reale, anche se sembra una fantasia. Circa il 40% del cervello viene utilizzato per la vista, motivo per cui chiudiamo gli occhi per rilassarci e addormentarci. E quattro dei nostri 12 nervi cranici servono solo per vedere, mentre altri due sono collegati anche alla vista. Confrontalo con il sistema del cuore e dello stomaco, che sono controllati da un solo nervo cranico.

Anche se l'obiettivo principale delle asana per gli occhi può essere quello di acquisire chiarezza, anche il miglioramento della vista è un vantaggio importante. Sorprendentemente, non sembra essere lo stiramento e il rafforzamento dei muscoli che aiuta di più. Rilassarsi sembra essere la cosa più importante per la salute degli occhi. In uno studio, quando le persone hanno applicato il curaro miorilassante sugli occhi, la loro vista è migliorata molto.

Presunti benefici

Cosa dice la scienza

Anche se non esiste prova scientifica che i movimenti dell'Eye Yoga possano effettivamente correggere l'astigmatismo, la miopia o l'ipermetropia, il rafforzamento dei muscoli della struttura dell'occhio può aiutare le persone che hanno problemi di vista.

Alcuni studi, tuttavia, affermano che possono aiutare ad abbassare la pressione oculare, il che potrebbe rallentare lo sviluppo del glaucoma. Inoltre, aiuterebbe l'occhio a diventare più forte dopo un intervento chirurgico alla cataratta.

Ecco perché, se indossi lenti a contatto, dovresti sempre toglierle la sera.

Alleviare lo stress

Tuttavia, i movimenti di focalizzazione e di allenamento muscolare sono utili per due scopi. Innanzitutto, ti fanno sentire calmo e rilassato, il che può aiutare ad alleviare lo stress e trattare problemi come mal di testa, ipertensione e ansia.

In secondo luogo, fare Eye Yoga può aiutare il cervello a comprendere meglio ciò che gli dicono gli occhi. Ciò non significa che la tua vista migliori effettivamente, ma potresti essere in grado di prestare maggiore attenzione a ciò che vedi e avere la sensazione di poter vedere meglio grazie a ciò.

Questo potrebbe essere il motivo per cui uno studio scientifico non è riuscito a trovare un modo per misurare scientificamente quanto sia migliorata la vista delle persone dopo aver fatto Eye Yoga, ma le persone che lo hanno fatto si sono comunque sentite meglio.

Combatte l'affaticamento degli occhi

Lo yoga per gli occhi può anche aiutare a evitare e curare l'affaticamento degli occhi. Uno studio su 60 studenti dimostra che questo è vero. Dopo 8 settimane di pratica, erano meno stanchi e i loro occhi non facevano più tanto male.

Lo stress è legato all'affaticamento degli occhi, quindi questo beneficio può essere misurato migliorando i muscoli e riducendo lo stress, il che aiuta a rimanere concentrati.

I benefici dello yoga per la vista

Eye yoga, ecco i principali benefici:

- riduce la pressione oculare;
- aiuta a rafforzare la forza degli occhi;
- migliora la capacità di concentrazione;
- rilassa gli occhi e di conseguenza il senso di stanchezza è notevolmente ridotto;
- aiuta a prestare più attenzione a ciò che si vede, e quindi si ha la sensazione di vedere in modo più chiaro e centrato.

Esercizi di yoga per gli occhi

Eccoci al punto centrale del nostro articolo, con ben sei esercizi di yoga per gli occhi.

Trataka

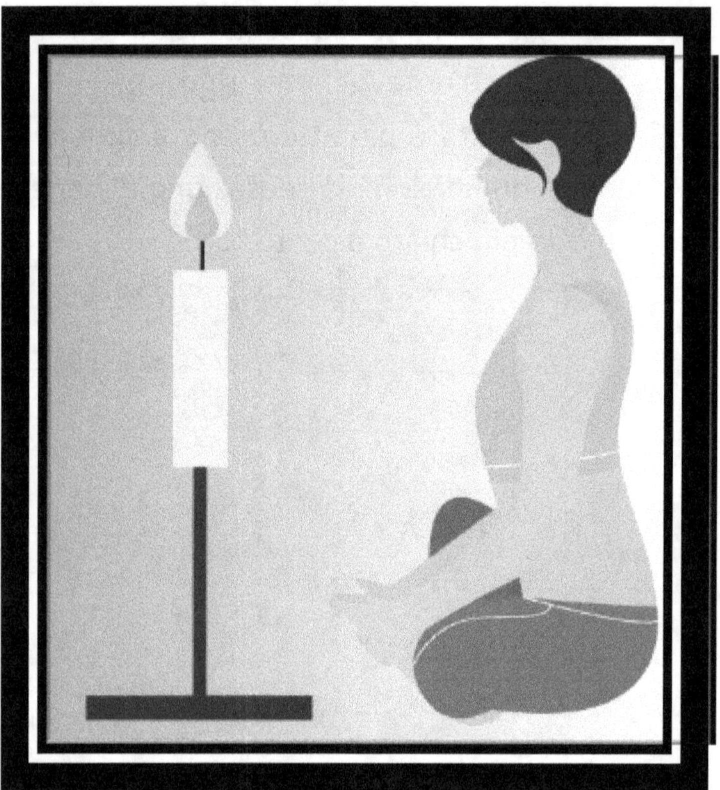

Mettiti davanti a una candela accesa con la schiena dritta e la luce proprio davanti ai tuoi occhi.

Guarda al centro della luce e potrebbe non battere ciglio una volta. Anche le prime volte non è facile, ma provaci.

Anche se i tuoi occhi lacrimano, continua così per cinque minuti. Questo è un segno che i condotti lacrimali vengono puliti.

Alla fine del tempo, chiudi gli occhi e riaprili più volte, quindi chiudi gli occhi e fai alcuni respiri profondi.

Messa a fuoco

- Sedendosi, con la schiena dritta, fissando la punta dell'indice, porta il dito tra le sopracciglia.
- Mantieni la posizione e fissa lo sguardo per 3-4 respiri.
- Sempre guardando il tuo dito indice, portalo in avanti con il braccio completamente esteso.
- Dopo alcuni respiri, riposiziona nuovamente il dito tra le sopracciglia.
- Dopo la sequenza, ripeterla iniziando e tornando alla punta del naso.

Concentrati in movimento

- Siediti con la schiena dritta, guarda dritto davanti a te.
- Estendi il braccio sinistro più che puoi, con il pollice rivolto verso l'alto.
- Concentrati sul pollice.
- Muovi lentamente il braccio prima verso destra, più lontano che puoi, e poi verso sinistra, seguendo sempre il pollice con gli occhi. Assicurati di non muovere il collo.

* Ripeti più volte.

Rotazione degli occhi

* La posizione di partenza di questo esercizio
  di yoga per gli occhi è sempre la stessa:
  seduti con la schiena dritta.
* Guarda il soffitto, cercando di rimanere
  concentrato il più possibile.
* Quindi alza gli occhi verso destra, poi in
  alto, poi a sinistra.
* Riporta lo sguardo al soffitto.
* Torniamo a guardare avanti.
* Ripeti più volte la rotazione in questa
  direzione, quindi muovi gli occhi in senso
  antiorario seguendo lo stesso principio.

Decentramento

* Estendi entrambe le braccia in avanti, con i
  pollici sollevati.
* Fissando il centro dei due pollici, apri le
  braccia lateralmente, molto, molto
  lentamente. Assicurati che la testa non si
  muova.

- Mantieni la posizione per 6-7 respiri, poi ritorna nella posizione iniziale, seguendo sempre il movimento con lo sguardo.

Sguardo verticale

- Estendi il braccio destro in avanti, puntando il dito indice verso sinistra.
- Con lo sguardo fisso al centro del dito, solleva il braccio. È importante anche in questo caso non muovere la testa.
- Continua a sollevarlo finché non scompare dalla vista.
- Mantieni la posizione per 3-4 respiri, quindi abbassa il dito all'altezza degli occhi.
- Ripeti tutto, spostando il dito verso il basso.

Gli occhi sono stanchi indipendentemente dall'età

I problemi agli occhi sono cambiati molto negli ultimi anni. In passato, molte persone cercavano di trovare una soluzione alla miopia, ma ora la maggior parte delle persone soffre di affaticamento degli occhi.

Devono esserci molte persone che hanno bisogno di colliri perché hanno gli occhi stanchi o fanno male dietro gli occhi.

La stanchezza oculare non colpisce solo gli occhi, ma anche il collo e la parte posteriore della testa. Tutti soffrono di dolore agli occhi, non importa quanti anni hanno.

La cosa principale che causa affaticamento degli occhi è fissare a lungo un computer o uno smartphone. In poche parole, alcuni muscoli e nervi degli occhi vengono utilizzati troppo. Quando ti guardi intorno nel treno, puoi vedere che tutti guardano i loro telefoni. Nessuno guarda il paesaggio fuori dalla finestra o il modo in cui le nuvole cambiano forma.

Anche quando siamo vicini a qualcosa, raramente lo vediamo da molto lontano. Le persone sopra i

40 anni possono ora avere una condizione chiamata "presbiopia da smartphone", il che significa che possono vedere da vicino ma non da lontano.

Inoltre, non so come far riposare adeguatamente il mio corpo, quindi il mio corpo e i miei occhi sono sempre tesi. Devi lasciare che il tuo corpo e i tuoi occhi si rilassino, darti il tempo di essere confuso e darti il tempo di muoverti. I problemi agli occhi sono spesso causati da cose che le persone fanno ogni giorno. Con questo in mente, ho ideato lo "yoga per gli occhi" per aiutare le persone con problemi come astenopia, secchezza oculare, miopia, ipermetropia e presbiopia.

L'"Eye yoga" sta diventando sempre più popolare anche nelle scuole d'arte e nei laboratori aziendali.

Alla scuola di cultura, mettiamo una tabella per l'esame della vista in classe e chiediamo agli studenti di controllare la loro vista prima e dopo lo yoga oculare. Quindi, la maggior parte delle persone che hanno iniziato con 0,1 arrivano a 0,3 e la maggior parte delle persone che hanno iniziato con 0,3 arrivano a 0,5.

Prima di fare yoga per gli occhi, potevo vedere circa due o tre cose più in alto di quanto vedo adesso. Inoltre, sento spesso che anche durante le lezioni di eye yoga, i segni che non potevano essere visti sulla strada per andare a lezione potevano essere visti sulla strada di casa.

Lo yoga oculare calma i muscoli tesi e i nervi intorno agli occhi. Questo aiuta a spostare il sangue e l'energia che sono rimasti bloccati. Di conseguenza, l'affaticamento degli occhi diminuisce e il campo visivo diventa più luminoso e chiaro.

Le immagini sono importanti nello yoga

Prima di tutto, lo yoga è un modo di pensare e di muoversi che ti aiuta a ottenere il massimo dal tuo corpo e dalla tua vita. Lo yoga per gli occhi consiste nel sfruttare al massimo ciò che i tuoi occhi possono fare.

A causa del cattivo modo in cui usiamo il nostro corpo e i nostri occhi, non possiamo mostrare le nostre abilità originali. "Eye yoga" fa emergere le nostre abilità originali e ci rende più forti.

Lo yoga per gli occhi è molto più che semplici movimenti per gli occhi e il corpo. Integrare corpo, cuore e mente è molto importante.

Combinando le "Tre C" - corpo, respiro e mente - e usando il potere del respiro e della mente insieme mentre muovi il corpo, sarai in grado di usare il tuo corpo, la flessibilità e l'agilità più velocemente che mai. Diventa normale.

Il "metodo di illuminazione degli occhi" qui descritto invia "qi" fresco dalle mani agli occhi, riscalda la zona intorno agli occhi, migliora il flusso sanguigno, elimina rapidamente stanchezza e scorie ed è la tecnica di respirazione yoga per la pulizia. È il modo in cui viene usata la legge sugli occhi.

Il Qi è la forza vitale di una persona. Se l'energia vitale di una persona è in cattivo stato, è "malata", mentre se è in buono stato, è "genki".

Miglioriamo questo qi usando il potere della nostra mente e del nostro respiro. Posiziona la parte centrale del palmo della mano sugli occhi e inspira lentamente mentre immagini l'energia pulita proveniente dal palmo della mano.

Successivamente, espira lentamente mentre immagini i tuoi occhi stanchi che escono dalla tua bocca. Il flusso sanguigno intorno agli occhi migliorerà mentre inspiri ed espiri.

Inoltre, aiuta a rilassare il corpo e a dire a te stesso ad ogni respiro che lo stress sta diventando sempre meno. Se lo fai lentamente e con attenzione, dovresti riuscire a evitare che i tuoi occhi si stanchino e vedere meglio. Per muovere la mente, è importante immaginare ciò che desideri. In questo modo, i movimenti del corpo, del respiro e della mente saranno tutti sincronizzati, il che aumenterà i benefici dello yoga.

Come fare lo yoga per gli occhi

Il "metodo dell'illuminazione degli occhi" funziona anche se lo fai stando seduto su una sedia, ma puoi rilassare il corpo e la mente facendolo sdraiato sulla schiena in una "posa di rilassamento" che calma tutto il corpo. Penso che sia buono perché mi aiuta a dormire meglio. Strofina i palmi delle mani per scaldarli. Fai sembrare i tuoi palmi come una ciotola.

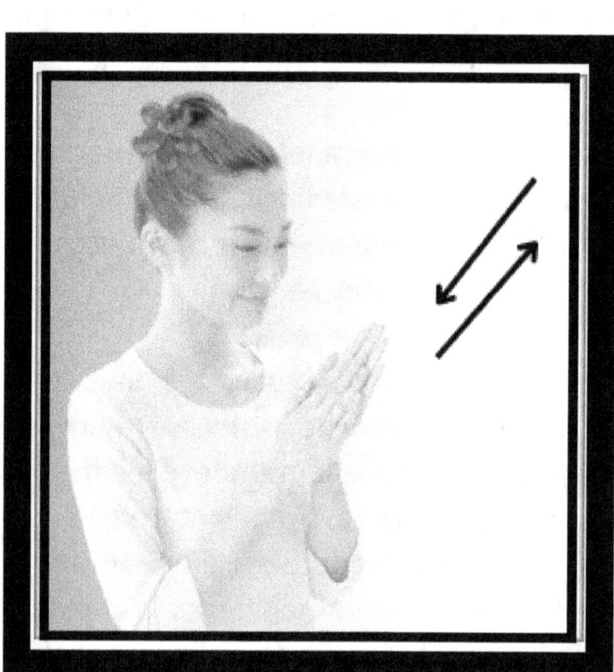

Usa entrambe le mani per coprire entrambi gli occhi. A questo punto, il centro del palmo dovrebbe trovarsi proprio sopra gli occhi.

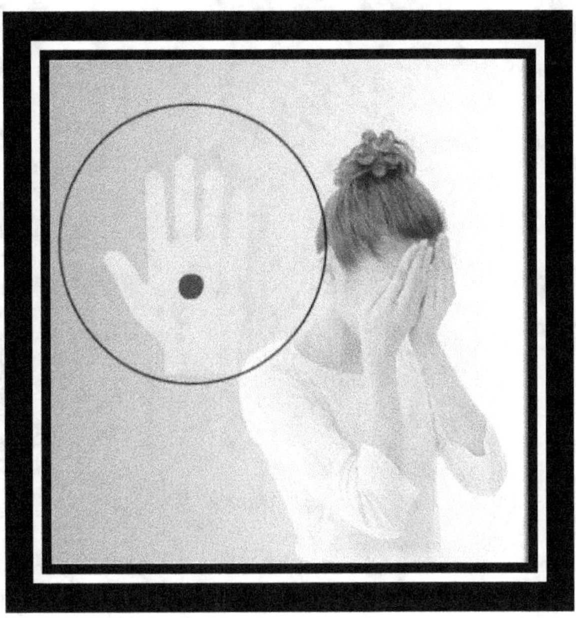

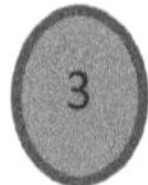 Immagina di assorbire il qi mentre inspiri
lentamente dal palmo della mano fino agli occhi.

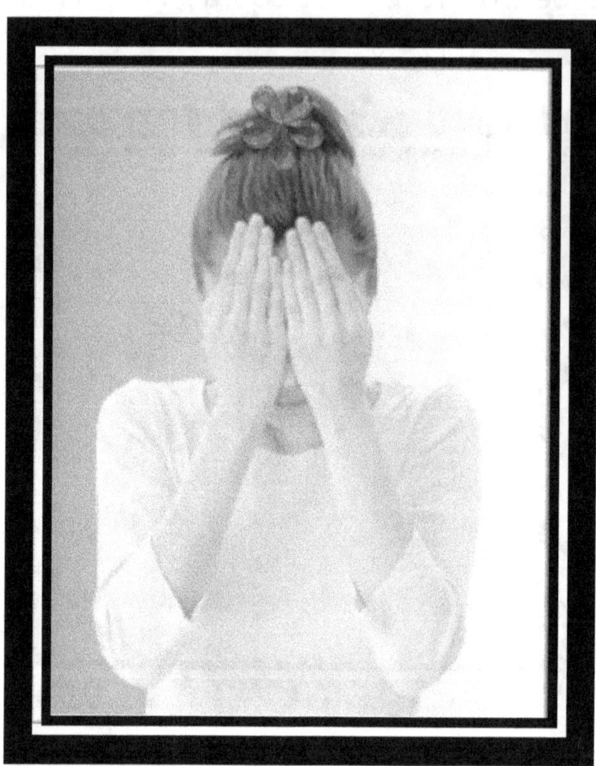

Espira lentamente attraverso la bocca, come se stessi lasciando uscire i tuoi occhi stanchi.

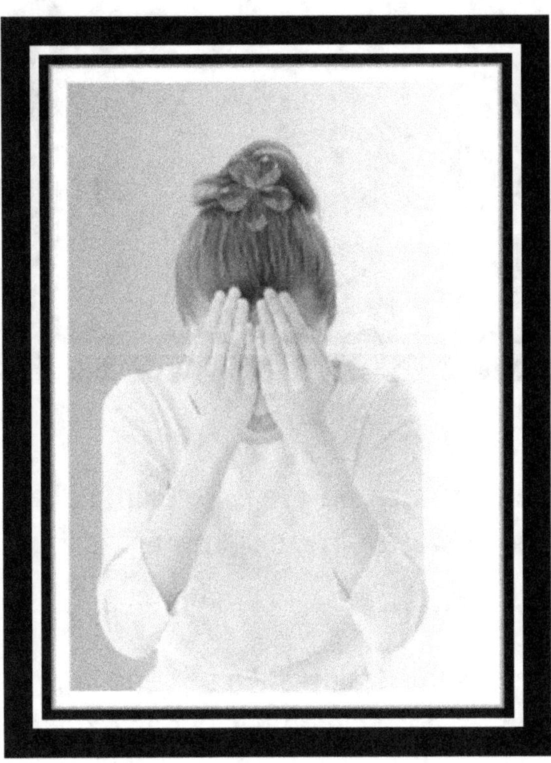

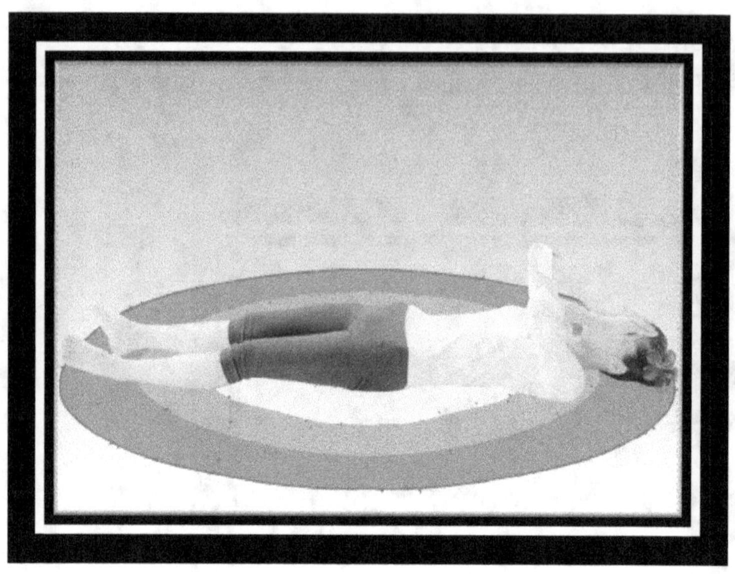

Nel metodo di illuminazione eseguito prima di andare a letto, è la stanza in cui si immagina l'universo

Viene eseguito stando sdraiati sulla schiena in una stanza buia. Pensa a cosa c'è dall'altra parte della notte. Se lo fai lentamente mentre respiri, ti sentirai più rilassato e i tuoi occhi avranno una sensazione diversa quando ti svegli il giorno dopo.

I sei punti di stimolazione oculare nello yoga oculare

Il metodo successivo, chiamato "stimolazione in sei punti degli occhi", può aiutare sia i problemi agli occhi che le distorsioni del corpo.

Infatti, diverse parti del corpo sono collegate e correlate alla zona intorno agli occhi. Anche i cambiamenti e i problemi che si verificano agli occhi sono segni che il corpo è fuori forma.
I sei punti di stimolazione oculare nello yoga oculare

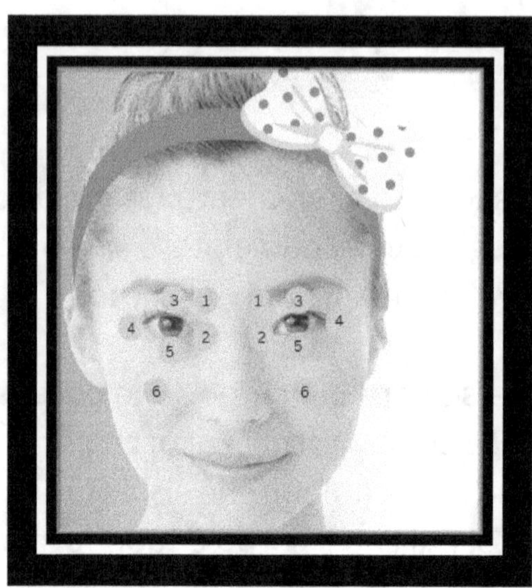

- N. 1 Punto (tra le sopracciglia) Allevia l'affaticamento degli occhi causato dalla tensione nervosa
- N. 2 Punti (occhio interno) Elimina l'affaticamento degli occhi causato dall'affaticamento della mano e del braccio
- N. 3 punti (sopra l'orbita oculare) Allevia l'affaticamento degli occhi causato dall'affaticamento del cervello
- No 4 punti (angolo dell'occhio) Allevia l'affaticamento degli occhi causato dall'affaticamento delle gambe
- I 5 punti (sotto lo zigomo) regolano la pressione intraoculare
- N. 6 Punti (orbita inferiore) Elimina l'affaticamento degli occhi causato

dall'affaticamento del fegato e del tratto gastrointestinale

Quando ci sforziamo davvero di guardare qualcosa, le nostre sopracciglia tendono ad irrigidirsi e ad assumere linee verticali.

Tieni le sopracciglia tra il pollice e le altre dita, inspira ed espira mentre strofini. Quando espiri, dovresti immaginare che l'energia negativa esca dalla tua bocca. Mi prenderò anche il torcicollo.

Il secondo punto,Le mani e le braccia sono collegate alla zona interna dell'occhio. Quando usi troppo le mani e le braccia per lavorare al computer o per le faccende domestiche, i tuoi occhi si stancano.
lavoro al computer o faccende domestiche, i tuoi occhi si stancano.

C'è un semplice test che lo dimostra. Alza entrambe le braccia davanti allo specchio e confronta la lunghezza delle mani sinistra e destra. Quando alzi di nuovo le braccia, vedrai che la tua mano destra si alza dolcemente e il tuo braccio si allunga.

Il terzo puntoè efficace per l'affaticamento degli occhi causato dall'affaticamento del cervello. All'inizio l'occhio e il cervello erano collegati dal nervo ottico e avevano una forte connessione. Posiziona il pollice sul lato superiore del bordo dell'osso attorno all'occhio. Mentre espiri, spingi verso l'alto dal basso verso l'alto per alleviare l'affaticamento cerebrale e correggere lo squilibrio tra il cervello sinistro e quello destro.

Cambia la posizione del pollice un po' alla volta verso sinistra e destra mentre applichi pressione. Presta attenzione alle aree che sembrano

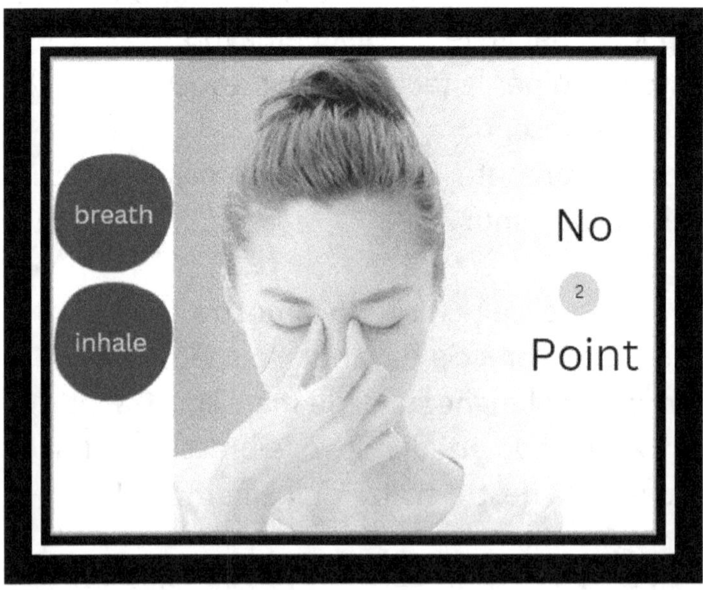

funzionare. Dovresti essere in grado di dire che il tuo campo visivo è più ampio e luminoso.

Il quarto punto, l'angolo esterno dell'occhio, è strettamente correlato alle gambe. Se il flusso sanguigno alle gambe non è buono o se le gambe sinistra e destra non sono bilanciate, i tuoi occhi si stancheranno.

Premi la parte esterna dell'osso all'angolo dell'occhio mentre espiri. Questo non solo aiuta gli occhi e le gambe a sentirsi meglio, ma risolve anche eventuali problemi con le gambe sinistra e destra.

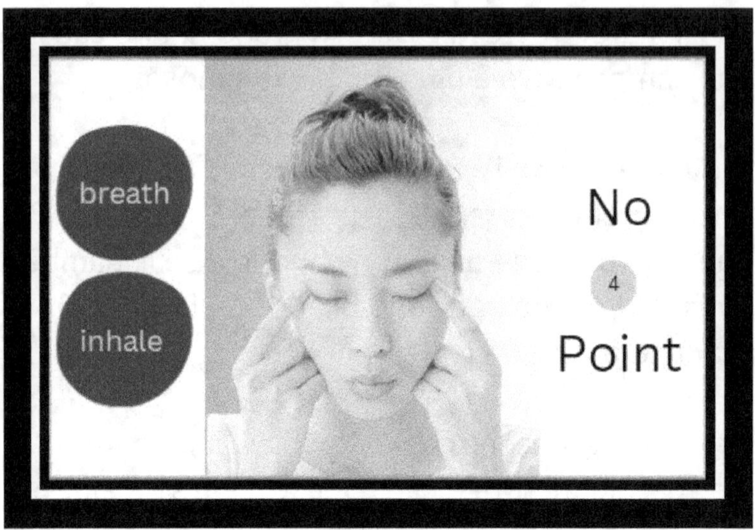

Il quinto punto,sotto l'orbita, è quando il fegato e lo stomaco sono stanchi, la stanchezza si accumula sotto gli occhi ed è probabile che si formino cedimenti e occhiaie.

Posiziona il dito indice sotto il bordo dell'osso oculare e premi verso il basso mentre espiri. C'è anche un lavoro per riequilibrare gli organi interni come fegato e stomaco.

Prima e dopo lo shiatsu, prova a premere sulla parte inferiore delle costole e verifica eventuali cambiamenti di durezza e dolore. Se stimoli il lato che avverte maggiormente la durezza e il dolore, sarà più efficace.

Il sesto punto,sotto lo zigomo, è consigliato a chi ha elevata pressione intraoculare e congestione oculare.

Quando la pressione oculare aumenta, il nervo ottico viene danneggiato e schiacciato. Ciò rende più facile contrarre il glaucoma, una malattia che danneggia il nervo ottico e rende più difficile la vista. Per evitare il glaucoma, spingere verso l'alto dalla parte inferiore dello zigomo con il dito medio.

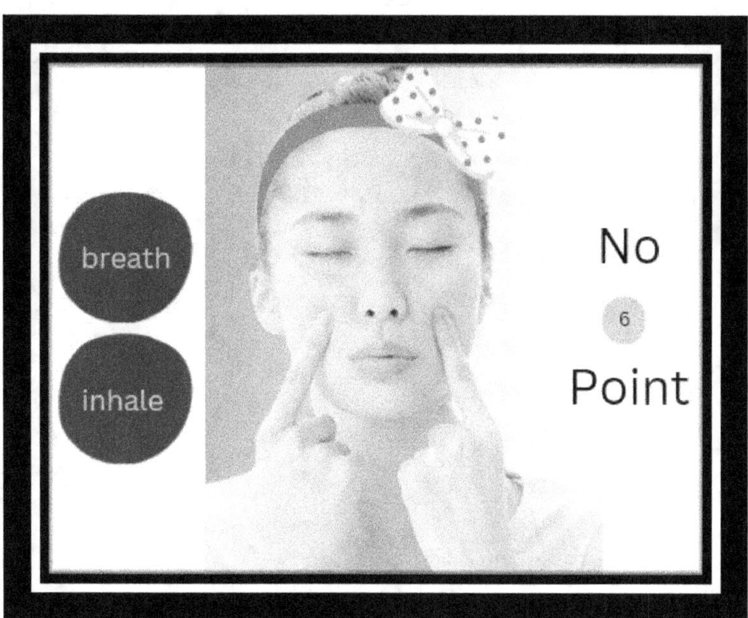

"Stimolazione a sei punti" non è solo emozionante; è anche importante assicurarsi che il respiro e la mente (immagine) siano sincronizzati. Pensa alla "cattiva energia" che esce dalla tua bocca mentre espiri per darti una spinta. In soli 2-3 minuti, dovresti sentire che i tuoi occhi non sono più stanchi.

Elimina la mancanza di esercizio per gli occhi! Maggiore flessibilità del corpo!
In questa parte parleremo di esercizi per gli occhi e le braccia che puoi fare facilmente alla scrivania del tuo ufficio.

Se usi un computer o uno smartphone per molto tempo e fissi lo stesso schermo, i movimenti oculari rallenteranno e i muscoli oculari non riceveranno abbastanza lavoro.

Proprio come i muscoli delle braccia si irrigidiscono se non li muovi, i muscoli degli occhi si irrigidiscono se fissi lo schermo del telefono o del computer per troppo tempo. I muscoli oculari che sono stati utilizzati troppo e diventano duri, hanno uno scarso flusso sanguigno e immagazzinano sostanze che ti rendono stanco. Quindi è importante muovere i bulbi oculari insieme al resto del corpo durante lo stretching. Ciò aiuterà a rilassare i muscoli oculari e a far arrivare più sangue agli occhi.

Se il flusso sanguigno intorno agli occhi migliora, i prodotti di scarto e le sostanze che ti stancano verranno eliminati, i muscoli oculari diventeranno più flessibili e le capacità naturali degli occhi verranno ripristinate. Combinando i movimenti del braccio e dell'occhio, "l'allungamento del braccio e l'esercizio degli occhi" può muovere molto l'occhio e allentare i muscoli oculari tesi.

Inoltre, muovere molto entrambe le braccia allenta la rigidità del collo, delle spalle e della schiena, migliora il flusso sanguigno e elimina la stanchezza.

Soprattutto con gli occhi, è una buona idea spostarli così grandi da sembrare troppo. Oltre a muovere le braccia, prova a muovere gli occhi il più possibile su e giù.

Come usare lo yoga per gli occhi per fare "allungamenti delle braccia ed esercizi per gli occhi".

Unisci le mani davanti al petto (gassho) e raddrizza la schiena. Alza le mani per rilassare la tensione nelle spalle e nella schiena.

1. Raddrizza la schiena, unisci i palmi delle mani e regola la respirazione.

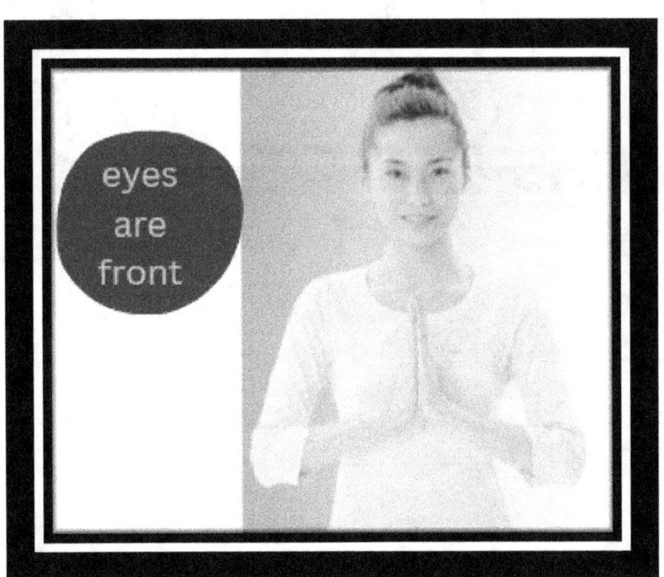

Mentre inspiri, allunga i palmi delle mani in alto sopra la testa. Estendi il più in alto possibile. A questo punto, guarda in alto seguendo la punta delle dita con gli occhi. Non muovere il viso, muovi solo gli occhi.

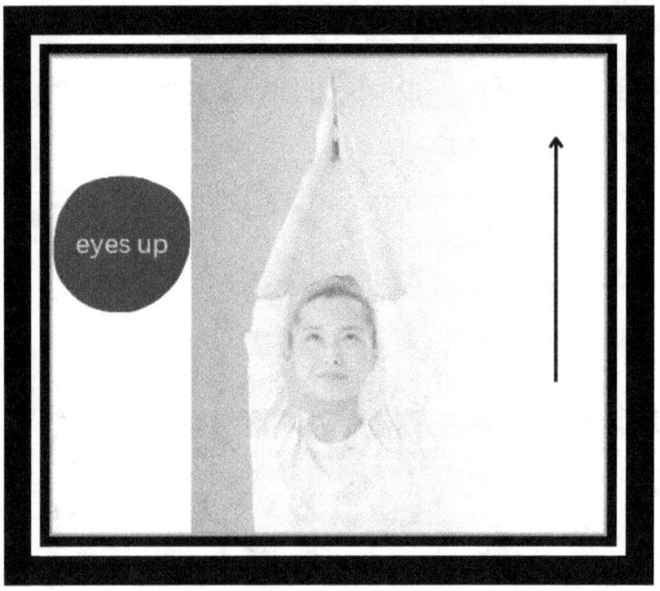

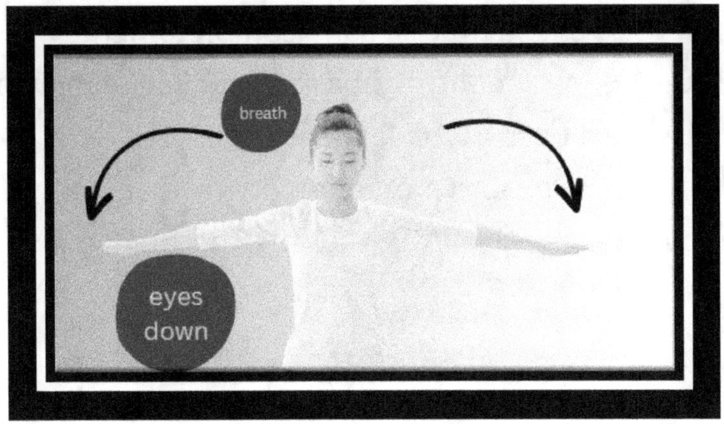

Una volta che le braccia sono completamente distese, espira mentre abbassi i palmi delle mani a sinistra e a destra, con le mani rivolte verso l'esterno. In questo momento, dovresti anche abbassare gli occhi. Muovi solo gli occhi, non il viso. Se riesci a farlo tre volte, prova a muovere gli occhi in modo diverso quando abbassi la mano. Per il primo occhio, spostati verticalmente dall'alto verso il basso. Per il secondo occhio, guarda la tua mano destra e scendi in senso orario. Per il terzo occhio, guarda la tua mano sinistra e scendi in senso antiorario.

Una volta che le braccia sono completamente distese, espira mentre abbassi i palmi delle mani a sinistra e a destra, con le mani rivolte verso l'esterno. In questo momento, dovresti anche abbassare gli occhi. Muovi solo gli occhi, non il viso.

4. Infine unisci le mani e regola la respirazione.

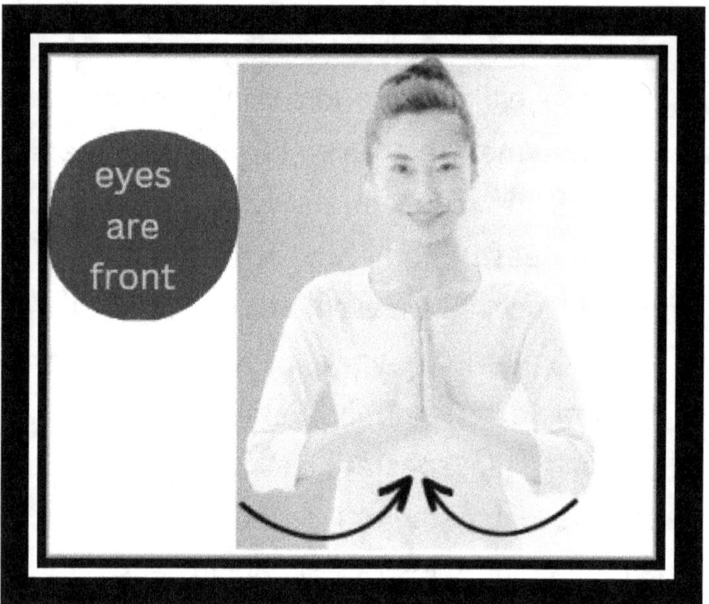

Respira profondamente e fai arrivare ossigeno ai tuoi occhi

Se usi troppo gli occhi mentre lavori al telefono o al computer, il tuo respiro diventerà corto, e anche questo è un problema. Questo perché l'ossigeno è importante affinché il nervo visivo funzioni bene.

Quindi fai yoga con la respirazione purificante e passa dalla respirazione superficiale a quella profonda per far arrivare aria agli occhi.

Il metodo dello yoga per purificare il respiro consiste nell'inspirare lentamente attraverso il naso, immaginando di ricevere molta energia fresca, ed espirare lentamente attraverso la bocca, immaginando di liberarsi di tutta l'energia cattiva e dei prodotti di scarto. Facendo questi respiri profondi più e più volte, la tua mente e il tuo corpo inizieranno a sentirsi più calmi.

Come già detto in un'altra sezione, è importante che il corpo e la mente si muovano contemporaneamente (immagine).

Quando inspiri dal naso, allunga le braccia e pensa che stai inspirando tantissima energia nuova.

Quando espiri attraverso la bocca, abbassa le braccia e immagina l'energia cattiva e i prodotti di scarto che lasciano il tuo corpo. Se continui a farlo, tutto il tuo corpo, il tuo respiro e la tua mente si muoveranno all'unisono e l'effetto dello yoga dell'occhio sarà ancora più forte.

Le tecniche di yoga terapeutico includono esercizi come

1. Palming
2. Lampeggiante
3. Gli occhi si muovono lateralmente per mettere a fuoco simultaneamente
4. Gli occhi erano rivolti lateralmente e in avanti allo stesso tempo
5. Visualizzazione a rotazione
6. Visualizzazione simultanea verso l'alto e verso il basso
7. Osservazione preliminare della punta del naso
8. Visione vicina e lontana

1. Palming

- Chiudi gli occhi, siediti immobile e fai dei respiri profondi per rilassarti completamente.
- Strofina energicamente i palmi delle mani finché non si scaldano, quindi posizionali delicatamente sulle palpebre.
- Senti il calore delle tue mani spostarsi verso gli occhi e rilassare i muscoli oculari. I tuoi occhi sono immersi nell'oscurità, il che ti fa sentire bene.
- Rimani in questa posizione finché gli occhi non avranno assorbito completamente il calore delle mani.
- Assicurati che i tuoi occhi siano chiusi e che le tue mani non siano in faccia. Strofina di nuovo le mani e ripeti l'operazione almeno altre tre volte.

2. Lampeggiante

- Rilassati e tieni gli occhi aperti.
- Sbatti rapidamente le palpebre per circa 10 volte.
- Chiudi gli occhi e prenditi 20 secondi per calmarti. Concentrati lentamente su come stai respirando.
- Circa 5 volte, esegui questo allenamento.

3. **Gli occhi si muovono lateralmente per mettere a fuoco simultaneamente**

- Siediti con le gambe dritte davanti a te.
- Ora solleva le braccia tenendo i pugni chiusi e puntando le mani verso l'alto.
- Guarda qualcosa dritto davanti a te all'altezza degli occhi.
- Mantieni la testa in questa posizione e osserva uno dopo l'altro muovendo gli occhi.
- L'area tra gli occhi
- Pollice destro
- L'area tra gli occhi
- Dito destro
- L'area tra gli occhi
- Pollice destro
- Da dieci a venti volte, fai questa pratica.
- Chiudi gli occhi e fai una pausa quando hai finito con questo esercizio.
- Quando esegui la pratica sopra descritta, presta attenzione a come respiri.
- Inspira mentre sei nella posizione centrale.
- Guarda di lato mentre espiri.
- Fai un respiro e torna al centro.

4. Gli occhi erano rivolti lateralmente e in avanti allo stesso tempo

- Raddrizza le gambe e siediti.
- Quindi, metti la mano sinistra (chiusa) sul ginocchio sinistro con il pollice rivolto verso l'alto.
- Guarda qualcosa direttamente di fronte a te e all'altezza degli occhi.
- Mantenere la testa in questa posizione.
- Mentre espiri, tieni gli occhi sul pollice sinistro.
- Mentre inspiri profondamente, guarda qualcosa direttamente di fronte a te.
- Fai di nuovo la stessa cosa con il pollice destro.
- Allora chiudi gli occhi e fai una pausa.

5. Visualizzazione a rotazione

- Tenendo le gambe dritte davanti a te, siediti.
- Metti la mano sinistra sul ginocchio sul lato sinistro.
- Tieni la mano destra sopra il ginocchio destro con il pollice rivolto verso l'alto. Non piegare il braccio.
- Ora tieni la testa ferma e guarda il tuo pollice.
- Tieni il braccio dritto e fai un cerchio con il pollice.
- Fai questo esercizio cinque volte procedendo sia in senso orario che antiorario.
- Ripeti il procedimento con il pollice sinistro.

- Chiudi gli occhi, riposali e lascia andare tutto.
- Durante questo esercizio, dovresti respirare nel modo seguente:
- Mentre disegni l'arco superiore del cerchio, inspira.

- Quando finisci il cerchio inferiore, espira.

6. Visualizzazione simultanea verso l'alto e verso il basso

- Tenendo le gambe dritte davanti a te, siediti.
- Metti entrambe le mani sulle ginocchia con i pollici rivolti verso l'alto.
- Alza lentamente il pollice destro mantenendo le braccia tese. Segui il pollice mentre si muove verso l'alto con gli occhi.
- Quando il pollice è più in alto possibile, abbassalo lentamente nella posizione iniziale mantenendo gli occhi sul pollice e la testa fermi.
- Fai di nuovo la stessa cosa con il pollice sinistro.
- Questo dovrebbe essere fatto cinque volte con ciascun pollice.
- La testa e il collo dovrebbero rimanere dritti per tutto il tempo.

- Chiudi gli occhi e rilassati.

- Quando esegui la pratica sopra descritta, presta attenzione a come respiri.

- Inspira mentre alzi gli occhi.

- Espira mentre chiudi gli occhi.

7. Osservazione preliminare della punta del naso

- Sedersi con le gambe incrociate.
- Raddrizza il braccio destro davanti al naso.
- Con la mano destra chiudi il pugno e tieni il pollice rivolto verso l'alto.
- Concentra entrambi gli occhi sull'estremità del pollice.
- Ora piega il braccio e porta lentamente il pollice sulla punta del naso mantenendo gli occhi sulla punta del pollice.
- Rimani in questa posa per un po', tenendo il pollice sulla punta del naso e concentrando lo sguardo su quella posizione.
- Tenendo gli occhi sulla punta del pollice, raddrizza lentamente il braccio.

- Il primo turno è finito.
  - Fai almeno cinque round in questo modo.
  - Quando esegui la pratica sopra descritta, presta attenzione a come respiri.
  - Inspira mentre avvicini il pollice alla punta del naso.

- Tieni il pollice sulla punta del naso e rimani all'interno.

- Mentre il braccio si raddrizza, espira.

8. Visione vicina e lontana

- Stai in piedi o siediti vicino a una finestra che ti permetta di vedere chiaramente il cielo. Tieni le braccia accanto a te.
- Per 5-10 secondi, guarda la punta del naso.
- Fatelo circa dieci o venti volte.
- Chiudi gli occhi e fai una pausa.
- Notare il seguente modo di respirare
- Quando guardi da vicino, fai un respiro.
- Quando guardi lontano, espira.

Ecco una serie di rimedi per aiutare gli occhi a non essere stanchi e doloranti.

- La vitamina A e la luteina fanno bene agli occhi e li aiutano a sentirsi meglio. Ecco un elenco delle cose che li hanno:

- La vitamina A e la luteina si trovano nelle carote, negli spinaci e nel cavolo riccio.

- la luteina si trova nelle zucchine, nelle bietole e nei cavoletti di Bruxelles;

- La vitamina A proviene dalle patate dolci e dal burro; Attenzione al burro, fa bene alla vista ma fa male alla salute.

- fegato (che è ricco di vitamina A), come l'olio di fegato di merluzzo;

Rimedi erboristici per migliorare la vista

Ecco alcune delle erbe benefiche per la salute
degli occhi:

- La camomilla è un decongestionante e
  idratante. I mirtilli migliorano la vista e sono
  usati per trattare problemi agli occhi e
  cataratta.
- la malva è lenitiva e idratante e aiuta a
  mantenere gli occhi umidi. È ottimo per le
  persone sensibili alla luce e per le persone
  che abitualmente indossano lenti a
  contatto.
- Il Ginkgo Biloba è un antiossidante che
  migliora il flusso sanguigno ed è usato per
  trattare il glaucoma e la degenerazione
  visiva.
- La calendula è una pianta antinfiammatoria
  che viene spesso utilizzata nei colliri per
  sentirsi meglio.

Altri rimedi naturali per una vista migliore

Oltre a quanto scritto, ricordiamo anche altre buone pratiche che possono alleviare l'affaticamento degli occhi:

- versa acqua fredda nei tuoi occhi aperti;
- Palming, ovvero sfregare le mani per scaldarle e posizionarle sugli occhi senza toccarle per circa dieci respiri;
- Se passi molto tempo davanti allo schermo, è bene distogliere lo sguardo di tanto in tanto.

- Considera questi allenamenti come un'opportunità per prenderti una pausa e fare qualcosa per te stesso. Trova un posto dove sederti dove puoi rilassarti e tenere la schiena dritta.

- Come per lo yoga, il premio deriva dalla coerenza. Se potessi trovare qualche minuto ogni giorno, i benefici sarebbero subito evidenti.

- Importante: non puoi eseguire i movimenti oculari dello yoga se indossi occhiali o lenti a contatto.

1.Riduci il tempo trascorso davanti ai display (computer, smartphone e televisori) perché possono causare affaticamento agli occhi e diminuire la vista. Se non riesci a ridurre il tempo trascorso davanti allo schermo, usa un collirio e chiudi gli occhi per 20 secondi ogni 20 minuti per consentire loro di rilassarsi.

2. In pieno sole, indossare occhiali da sole con protezione UV al 100%. Tienine sempre un paio nella borsa.

3. Evita di fumare perché è dannoso per i tuoi occhi.

Consuma una dieta ben bilanciata ricca di frutta e verdura fresca, grassi "buoni" e cereali integrali.

5. Esercitarsi quotidianamente per aiutare a mantenere un BMI sano, che aiuta nella prevenzione delle malattie cardiache e del diabete.

6. Pianifica frequenti controlli oculistici con un oculista che possa individuare i primi segni di qualsiasi disturbo o malattia degli occhi.

7. Cerca di dormire dalle 7 alle 9 ore a notte.

8. Mantieni un'igiene adeguata e lavati spesso le mani se ti strofini o entri in contatto con gli occhi per evitare infezioni.

9. Utilizza un'illuminazione di alta qualità, come LED che assomigliano alla luce naturale, per mantenere i tuoi occhi a proprio agio.

10. Esegui qualche minuto di esercizi yoga per gli occhi facili ma efficaci ogni giorno.

Suggerimenti per ridurre l'affaticamento degli occhi

Come già detto, il troppo tempo trascorso davanti al computer è la principale causa di affaticamento degli occhi. Il miglior consiglio che possiamo darti è quello di trascorrere più tempo possibile fuori e lontano dal telefono. Ma sappiamo che questo non è sempre possibile, quindi ti suggeriamo di concederti un po' di spazio. Basta poco: ogni tanto distogli lo sguardo, guarda fuori dalla finestra e concediti una pausa.

Insomma, anche se devi pensare ad altro, abbi cura di te.

Una lettera di emozione arrivata a "Eye Yoga"

Come accennato in precedenza, il motivo principale per cui gli occhi delle persone sono stanchi e la loro vista peggiora è perché usano troppo telefoni e computer.

In particolare, non vi è alcun limite al numero di persone la cui vista è improvvisamente peggiorata dopo essere passate da un normale cellulare a uno smartphone.

L'altro giorno, una donna di 24 anni che aveva letto il mio libro Eye Yoga mi ha inviato una lettera che mi ha fatto sentire bene. La donna ha detto che la sua vista non è mai stata male, anche quando era giovane, e che ha sempre preso una A, che è il miglior punteggio in un test della vista.

Ma quando andò al college e prese uno smartphone invece di un telefono a conchiglia, iniziò a utilizzare app di comunicazione (come LINE) e giochi, e la quantità di tempo che trascorreva guardando il suo telefono crebbe rapidamente al punto che ne rimase affascinato. .

Anche se avrei dovuto vedere bene, presto ho avuto difficoltà a vedere le cose in lontananza.

Quando mi guardo intorno, vedo che tutti i miei amici hanno problemi di vista e portano occhiali o lenti a contatto. Pensò che se avesse continuato a farlo, la sua vista sarebbe solo peggiorata, così decise di cercare qualcosa che facesse bene ai suoi occhi.

Quando ha scoperto lo yoga per gli occhi, lo ha provato subito. I suoi occhi offuscati si schiarirono subito e poté vedere cose che prima erano difficili da vedere. Uno dei motivi per cui lo yoga per gli occhi è incoraggiato è perché funziona immediatamente.

Per favore, prova a fare ogni giorno lo yoga per gli occhi di cui abbiamo parlato a quest'ora. Non solo i tuoi occhi si sentiranno meglio, ma anche il tuo corpo e la tua mente si sentiranno meglio.

I 12 alimenti più sani per i tuoi occhi

Mangia i migliori cibi sani per i tuoi occhi per mantenere la tua vista in buona forma.

Sappiamo già che i nostri corpi funzionano meglio quando mangiano cibi integrali e sostanziosi. Questo vale anche per alcune parti del corpo. I tuoi occhi sono un buon esempio.

Se mangi una quantità maggiore degli alimenti migliori per la salute degli occhi, dai ai tuoi occhi ciò di cui hanno bisogno. In altre parole, se vuoi essere sicuro di poter vedere bene per il resto della tua vita, dovresti mangiare cose che fanno bene alla vista. Cosa sono allora? Dovremmo scoprirlo.

Ecco 12 alimenti che fanno bene alla vista, sia che tu abbia una storia di problemi di vista in famiglia o che tu stia cercando di evitare l'affaticamento degli occhi ogni giorno.

I broccoli sono una verdura.

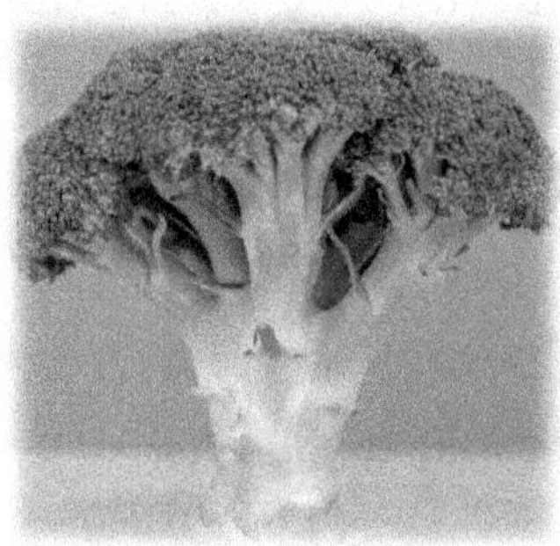

Uno studio sostenuto dall'American Optometric Association ha scoperto che una sostanza contenuta nei broccoli chiamata indolo-3-carbinolo può aiutare a eliminare le tossine nella retina. Ciò riduce il rischio di contrarre la degenerazione maculare legata all'età, che è uno dei motivi principali per cui le persone anziane perdono la vista. I broccoli contengono anche luteina e zeaxantina, che fanno bene anche agli occhi perché li proteggono. Ma tieni presente che

questo studio afferma che dovresti mangiare
molti broccoli per proteggerti davvero dall'AMD.

Il salmone è un pesce.

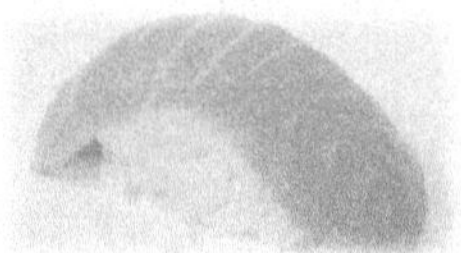

Per mantenere gli occhi sani, devi assicurarti che ricevano abbastanza acqua. Alcuni dei migliori alimenti per una buona vista possono portarti molto lontano. Gli acidi grassi Omega-3 si trovano ad esempio nel salmone. Ciò riduce il rischio di secchezza oculare, una condizione dolorosa che diventa più comune con l'avanzare dell'età.

Se sei una donna, è più importante per i tuoi occhi mangiare pesce e altri alimenti con omega-3. Le persone nate femmine hanno il doppio delle probabilità di avere gli occhi asciutti.

Carote

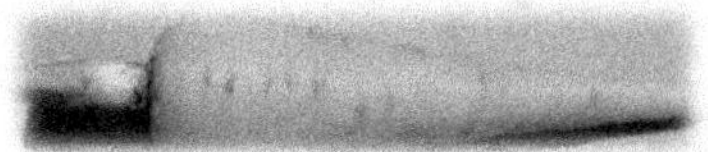

Probabilmente l'hai già sentito prima: le carote sono una delle cose migliori per i tuoi occhi. Prima di tutto, contengono molto beta-carotene, che è un antiossidante utilizzato dal corpo per produrre vitamina A. La vitamina A ti aiuta a vedere di notte e impedisce ai tuoi occhi di diventare troppo miopi, una condizione chiamata miopia. Prendi lo snack preferito di Bugs Bunny se vuoi evitare di aver bisogno di una correzione della vista o mantenere la tua attuale prescrizione di lenti a contatto o occhiali il più a lungo possibile.

Inoltre, le carote contengono un altro antiossidante chiamato luteina. Questo può renderti meno propenso a contrarre l'AMD..

Grani di girasole

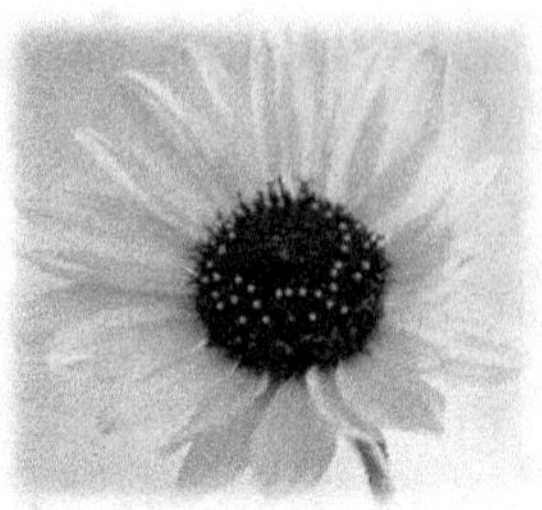

Sì, dovresti tenere il sole lontano dai tuoi occhi.
Ma non fatevi ingannare dal nome. Non c'è
bisogno di sicurezza qui. Una delle cose migliori
per i tuoi occhi sono i semi di girasole.
Contengono molta vitamina E, che è un
antiossidante che salva i nostri occhi dai danni
causati dai radicali liberi. La vitamina E protegge
anche gli occhi dai dannosi raggi UV del sole,
riducendo il rischio di contrarre la cataratta.

Una cosa importante da ricordare è che il tuo
corpo può produrre alcune vitamine, ma non può
produrre vitamina E da solo. Devi assumere la
vitamina E dal cibo o dalle pillole.

kiwi

Vuoi un altro modo per proteggerti dai possibili danni del sole? Il kiwi può aiutare. Questo frutto peloso è nella nostra lista dei migliori alimenti per occhi sani perché contiene luteina, la vitamina che combatte l'AMD, e zeaxantina, che aiuta gli occhi a filtrare la luce.

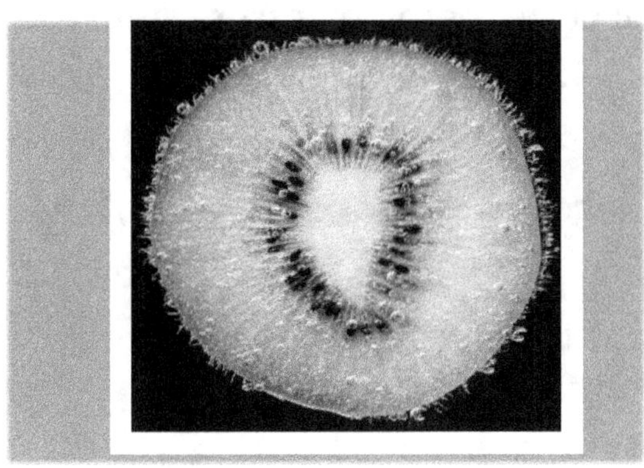

Le ostriche ai crostacei

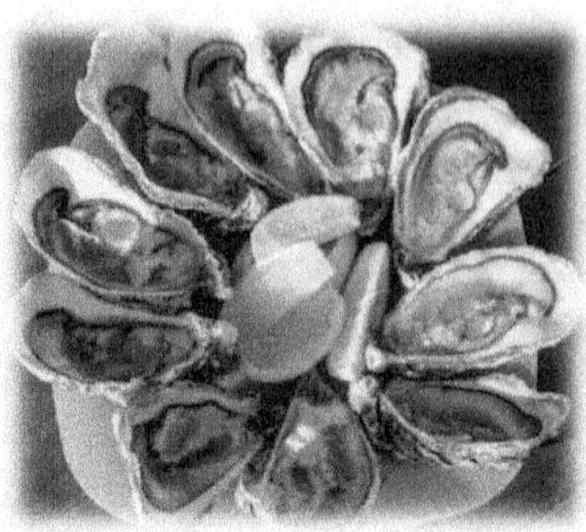

Alcune delle altre cose che fanno bene alla salute degli occhi potrebbero non essere state una sorpresa, ma questa potrebbe. Anche così, vale comunque la pena di sgusciare. Le ostriche non solo contengono acidi grassi omega-3, ma contengono anche molto ferro. Questo ti dà un potente nutriente che può aiutarti a combattere l'AMD.

Spinaci

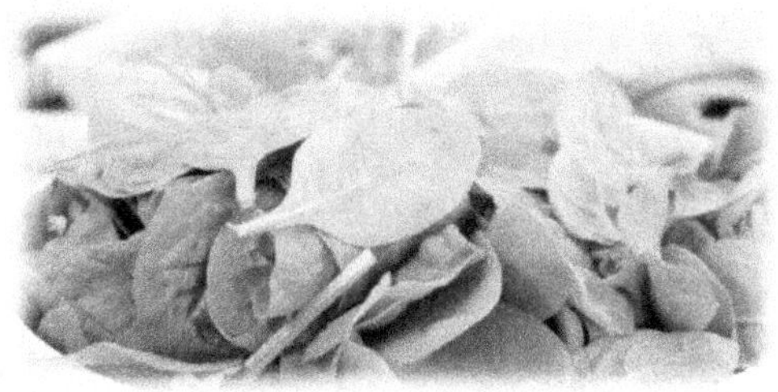

Pensa come Popeye e consuma i tuoi spinaci.
Questa foglia verde è uno degli alimenti migliori
per la salute degli occhi poiché contiene un'ampia
varietà di elementi essenziali. Come ho già detto,
la luteina è essenziale per la buona salute degli
occhi ed è presente in alte concentrazioni qui. La
zeaxantina si trova anche negli spinaci.

Gli antiossidanti vengono assorbiti meglio
dall'organismo se consumati con grassi. Gli
alimenti migliori per la vista possono essere
facilmente integrati in qualsiasi pasto includendo
una piccola insalata di spinaci condita con olio
d'oliva, che contiene anche omega-9 e una piccola
quantità di omega-3.

Uova

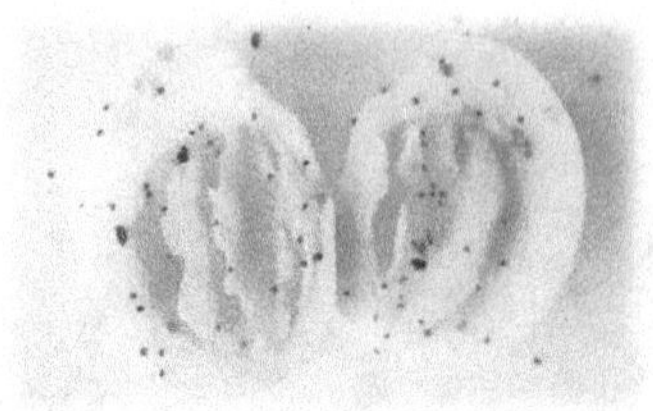

Le uova forniscono tutti i nutrienti necessari per la salute degli occhi, inclusi gli antiossidanti luteina e zeaxantina, nonché zinco e vitamina A. Infatti, uno studio del 2019 ha rilevato che mangiare uova regolarmente (circa due o quattro uova a settimana) riduce notevolmente la possibilità di sviluppare AMD. Le uova sono un'opzione conveniente se stai cercando di mangiare cibi che supportano la salute degli occhi.

mandorle

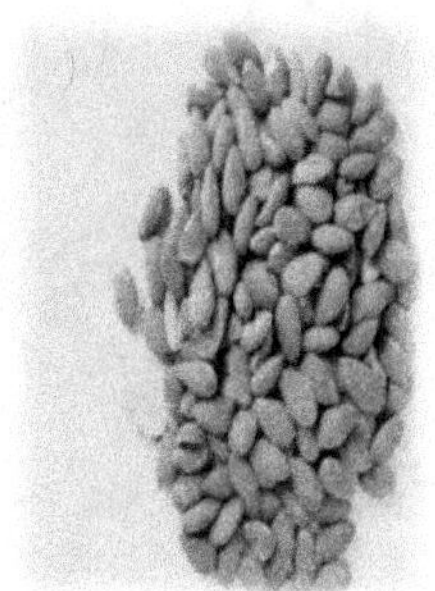

La vitamina E, un antiossidante che può aiutare a prevenire la degenerazione maculare e la cataratta, è abbondante nelle mandorle e in altra frutta secca. Ancora una volta, questa è una vitamina che il tuo corpo semplicemente non produce.

Inoltre, se hai poco tempo, questo è uno degli alimenti migliori per migliorare la salute dei tuoi occhi. Una manciata di mandorle può essere mangiata in movimento senza bisogno di fornello o tagliere.

Yogurt

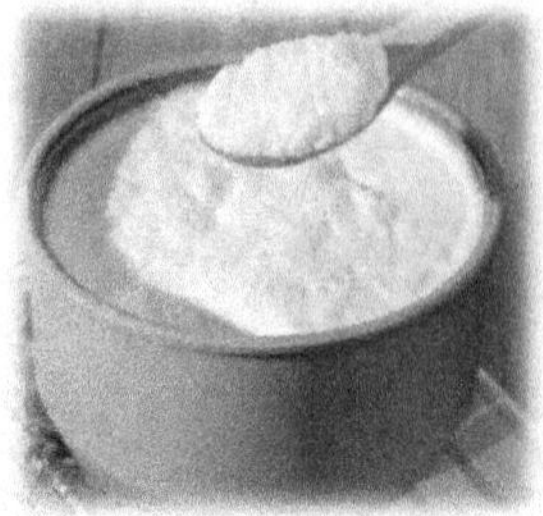

La vitamina A e lo zinco, due elementi che ho già menzionato come essenziali per la salute degli occhi, si possono trovare nei latticini. Tuttavia, i latticini fermentati sono la soluzione migliore se stai cercando di migliorare la tua vista attraverso ciò che mangi. Perché? Perché i probiotici si trovano nello yogurt. Sempre più ricerche suggeriscono che questi batteri benefici potrebbero alleviare un'ampia gamma di disturbi agli occhi, dalla congiuntivite allergica alla secchezza oculare.

Arance

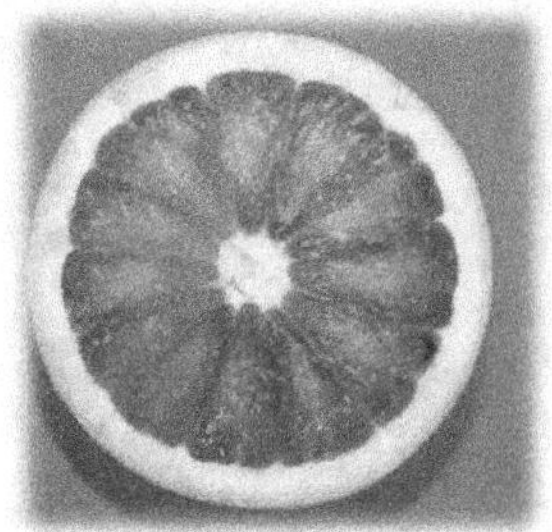

Ho già spiegato come e perché il beta-carotene contribuisce alla vitamina A e perché questa è importante per mantenere gli occhi sani. Ciò che non ho menzionato, però, è che gli alimenti contenenti beta-carotene sono facilmente disponibili a causa del colore arancione conferito dall'antiossidante. Le arance, note per contenere una quantità considerevole di questo nutriente, sono incluse qui poiché sono tra gli alimenti migliori per migliorare la salute degli occhi.

Inoltre, le arance sono una buona fonte di vitamina C, come sicuramente già saprai. E questo può aiutare il tuo corpo a combattere la degenerazione maculare legata all'età, la cataratta e la perdita della vista.

Fragole

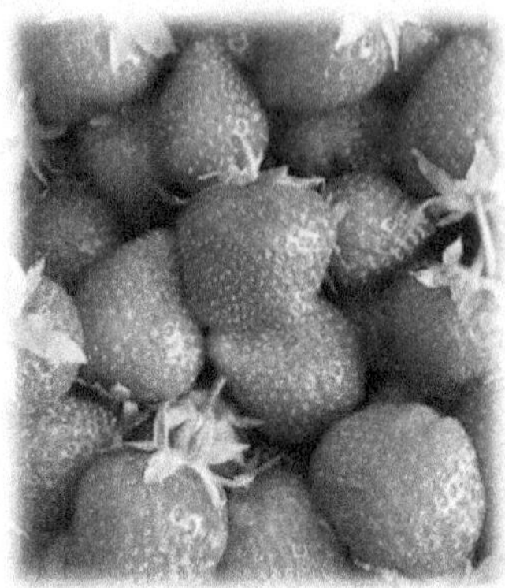

Anche se le arance sono più pubblicizzate, le fragole hanno livelli più elevati di vitamina C. Queste bacche dovrebbero essere incluse nella nostra lista degli alimenti migliori per la salute degli occhi a causa della vitamina C che contengono, che fornisce un potente aiuto contro la degenerazione maculare. , cataratta e perdita generale della vista.

Cosa sono i cuscini per gli occhi dello yoga?

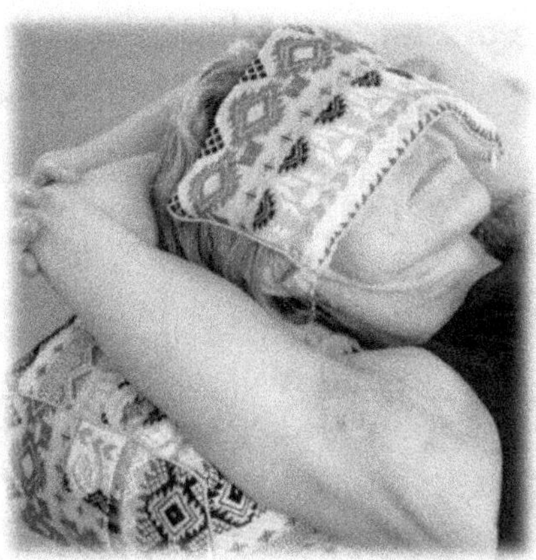

I cuscini piccoli e appesantiti che puoi mettere sugli occhi sono chiamati cuscini per gli occhi da yoga. Sono piccoli e rettangolari e un cuscino può essere utilizzato per coprire entrambi gli occhi.

Esistono molti colori e design diversi di cuscini per gli occhi da yoga, ma il tessuto dovrebbe essere morbido. Quindi, quando metti il cuscino sugli occhi, ti sentirai a tuo agio.

Anche se non fai yoga molto spesso, dovresti sempre avere un cuscino con te. Quindi, puoi trarne i benefici anche se non fai yoga.

Come funziona un cuscino per gli occhi

Le coperture per gli occhi da yoga bloccano la luce e esercitano una leggera pressione sugli occhi. Il cuscino può anche stimolare il nervo vago, che è uno dei nervi che collega i polmoni, il cuore e il sistema digestivo.

Quando stimoli il nervo vago, i cambiamenti avvengono in tutto il corpo. Questi cambiamenti possono aiutarti a sentirti più calmo. Dal collo al bacino, il nervo vago controlla molti sistemi, quindi può aiutarti a sentirti calmo.

Bloccare la luce con un cuscino per gli occhi può anche aiutarti a rilassarti e ad addormentarti. Se la tua stanza non è completamente buia, il cuscino può renderla ancora più buia. Allora ti sarà più facile addormentarti.

Usi per un cuscino per gli occhi

Un cuscino per gli occhi da yoga può essere
utilizzato in qualsiasi momento della giornata o
della settimana. Naturalmente, è un ottimo modo
per concludere una lezione di yoga e rilassarsi.
Durante la savasana, puoi usare il cuscino per
restare nel momento e non guardarti intorno nella
stanza. Tuttavia, non devi praticare yoga per usare
un cuscino per gli occhi da yoga. Puoi anche
usarne uno di notte per aiutarti ad addormentarti.
L'oscurità extra e la piccola pressione possono
aiutarti ad addormentarti più facilmente, così puoi
dormire di più.

Quando ti senti preoccupato o stressato, puoi
usare il cuscino. Puoi sfruttare l'attivazione del
nervo vago sdraiandoti e mettendo un cuscino
sugli occhi.

Molte cose, come la respirazione profonda e la
meditazione, possono far funzionare il nervo vago.
Anche se la pressione sugli occhi da sola non è
sufficiente, il cuscino può comunque aiutarti a
rilassarti. Questo può aiutarti a respirare
profondamente e a concentrarti.

Quindi, può aiutarti a sentirti meglio bilanciando il tuo umore e i tuoi sentimenti.

Cerca di prestare attenzione a ogni parte del tuo corpo o rilassati per ottenere il massimo dal tuo cuscino per gli occhi. Non contare troppo sul cuscino per sentirti calmo.

Vantaggi di un cuscino per gli occhi da yoga

Se vuoi usare un cuscino per gli occhi da yoga, dovresti capire come può aiutarti. Ecco alcuni ottimi modi in cui un cuscino per gli occhi può aiutarti, sia che tu voglia usarlo alla fine di una lezione di yoga o alla fine di una lunga giornata.

Stabilisci le regole per la digestione

Il primo e probabilmente più scioccante modo in cui un cuscino per gli occhi da yoga può aiutarti è regolare la digestione. Questo è legato al nervo vago, che è collegato al tuo sistema intestinale. Quando attivi il nervo vago, puoi rendere più facile per il tuo corpo scomporre il cibo.

Potrebbe anche aiutare con alcuni problemi di stomaco, ma dovresti parlare con il tuo medico della tua situazione particolare. Nel complesso, però, la pressione del cuscino può aiutare a risvegliare il nervo vago e a migliorare la digestione. Potresti non notare un grande cambiamento e la parola "cambiamento" ha più di un significato. Ma un cuscino per gli occhi da yoga può aiutare con problemi digestivi insieme ad altri metodi. Potrebbe aiutarti a digerire meglio le cose che ami.

Rallenta il battito cardiaco

La tua frequenza cardiaca può anche diminuire con l'aiuto di un cuscino per gli occhi da yoga. Ancora una volta, questo ha a che fare con il nervo vago e una frequenza cardiaca più lenta può aiutare con molte cose. È possibile utilizzare il cuscino per rallentare la frequenza cardiaca se normalmente si ha una frequenza cardiaca rapida o se il cuore batte più velocemente a causa dello stress.

Quando ti addormenti, anche la frequenza cardiaca rallenta leggermente. Questo ti aiuta a risparmiare energia e a rilassarti completamente. Ma se non riesci a dormire, potresti aver bisogno di aiuto per abbassare la frequenza cardiaca.

Anche se un cuscino per gli occhi da yoga non può sostituire le cure mediche, potrebbe essere d'aiuto. Ma c'è anche la possibilità che rallenti troppo la frequenza cardiaca. Se hai già una frequenza cardiaca inferiore alla media, potresti non voler utilizzare un cuscino per gli occhi da yoga.

Non lasciare entrare la luce

Rendi la stanza quanto più buia possibile se hai bisogno di aiuto per addormentarti. Ma i coinquilini, gli orologi e altre cose che emettono luce possono rendere tutto questo difficile. Puoi bloccare la luce con molti oggetti, come maschere per gli occhi o cuscini per gli occhi.

Un cuscino per gli occhi da yoga può bloccare la luce e la piccola pressione può aiutarti a chiudere gli occhi. Allora non dovrai più preoccuparti che troppa luce ti renda difficile dormire.

Puoi invece goderti la stanza buia e come il cuscino per gli occhi ti fa sentire calmo. Ora, se ti muovi molto mentre dormi, un cuscino per gli occhi potrebbe non essere la cosa migliore per te. Ma se non ti muovi e dormi sulla schiena, potrebbe essere la risposta perfetta.

Cambia il tuo umore

Il nervo vago arriva anche al cervello e, se riesci a controllare quel nervo, puoi cambiare il modo in cui ti senti. Usare un cuscino per gli occhi potrebbe essere d'aiuto se ti senti stressato o preoccupato. Mettere il cuscino sugli occhi per qualche minuto potrebbe farti sentire meglio.

Come gli altri vantaggi, un cuscino per gli occhi da yoga non sostituisce le cure mediche. Se soffri di depressione o preoccupazioni, potresti prendere in considerazione l'idea di andare da un terapista. Ma un cuscino per gli occhi può essere un ottimo modo per trattare piccoli cambiamenti di umore a casa.

È un buon motivo per sdraiarsi un po'. Prenditi una pausa dal lavoro o dalle faccende domestiche e divertiti. Puoi usare il cuscino ogni volta che vuoi per sentirti meglio.

Tenere sotto controllo il sistema nervoso

L'uso di un cuscino per gli occhi da yoga può anche aiutare a mantenere in equilibrio il sistema nervoso. Quando stimoli il nervo vago, può inviare messaggi in tutto il corpo che ti fanno sentire bene. Non è necessario essere agitati o avere problemi di stomaco per utilizzare il cuscino.

La pressione del cuscino può influenzare tutto il tuo corpo, sia che lo usi per lo yoga o qualcos'altro. La pressione può farti sentire bene, quindi anche se all'inizio può sembrare strano, potresti iniziare ad apprezzare l'uso del cuscino. Anche se il cuscino non tratta o risolve le malattie del sistema nervoso, dovresti provarlo. Può essere utilizzato in aggiunta alla chirurgia o ai farmaci regolari. Quindi puoi ottenere il massimo dai trattamenti che hai.

Un'ultima cosa

I cuscini per gli occhi da yoga sono piccoli cuscini che metti sugli occhi, ma non devi usarli durante una lezione di yoga. Possono aiutare il tuo cervello e il tuo corpo in molti modi, quindi dovresti provarne uno. Non sai mai quando ne avrai bisogno.